Sonia Kukreti
Anil Negi
Aziz Mohammad Khan

Livro de Texto de Drogas e Toxicologia Forense

Sonia Kukreti
Anil Negi
Aziz Mohammad Khan

Livro de Texto de Drogas e Toxicologia Forense

Crucial para qualquer estudante de pós-graduação

ScienciaScripts

Cover image: www.ingimage.com

This book is a translation from the original published under ISBN 978-620-8-17024-0.

Publisher:
Sciencia Scripts
is a trademark of
Dodo Books Indian Ocean Ltd. and OmniScriptum S.R.L publishing group

120 High Road, East Finchley, London, N2 9ED, United Kingdom
Str. Armeneasca 28/1, office 1, Chisinau MD-2012, Republic of Moldova, Europe
Printed at: see last page
ISBN: 978-620-8-29346-8

Livro de Texto de Drogas e Toxicologia Forense

Sónia Kukreti
(Professor Assistente)
Universidade Dev Bhoomi Uttarakhand
Dehradun (Reino Unido)

Dedicado a

Os meus guardiões

E

Mentor's

CONHECIMENTO

Diz-se que "nenhuma obra é possível sem a permissão de "Deus Todo-Poderoso". Por isso, inclino a minha cabeça perante Deus, o Todo-Poderoso, cujas bênçãos estão sempre comigo e que me deu energia nos meus duros caminhos da vida para escrever este livro.

Gostaria de manifestar a minha gratidão à minha Mãe, especialmente ao meu Pai, os princípios de vida e a capacidade de trabalho contínuo tornaram-me forte para ultrapassar as várias dificuldades da vida e energizaram-me para fazer um esforço sincero em direção ao objetivo pensado para ser cumprido dentro do tempo com o melhor nível.

Gostaria de apresentar os meus sinceros agradecimentos ao meu orientador, Dr. Aziz Mohhamad Khan, e aos professores e mentores da minha carreira académica.

Gostaria de agradecer ao Sr. Anil Negi, que me deu um apoio saudável e a oportunidade de me destacar no domínio académico.

Agradeço ao meu melhor amigo que me incentivou a escrever as competências pedagógicas sob a forma de um livro.

Mostro a minha gratidão aos meus pais que sempre me apoiaram ao longo da minha carreira académica e de investigação.

Agradeço especialmente ao Dr. Gyandera Awasthi e ao Dr. Anil Gupta que me guiaram em todas as etapas sempre que tive dificuldade em escrever este livro.

Não tenho palavras para expressar os meus sinceros agradecimentos aos meus críticos, amigos, colegas, que estão sempre ao meu lado em todas as minhas acções e me fortalecem para ser sempre sincero com o meu trabalho.

Por fim, era simplesmente impossível sem o amor e a cooperação dos meus entes mais próximos e queridos, dos meus amigos, claro, que sempre me apoiaram em todos os passos da minha vida.

O amor e a cooperação que lhes são dedicados são de louvar.

Prefácio

Este manual foi criado a pensar nos estudantes de medicina da Índia, com o objetivo de lhes ensinar os conceitos básicos de toxicologia e drogas forenses. É um trabalho minucioso de amor que tem como objetivo transmitir o tema da forma mais metódica e ordenada possível. A estratégia consiste em explorar as toxinas e a utilização indevida de drogas até ao mais ínfimo pormenor. Há uma divisão clara de todas as rubricas do capítulo geral de Medicina Legal e Toxicologia em subtópicos e subtítulos. No entanto, este livro não se destina a atualizar todos os utilizadores do manual em relação aos conceitos actuais e aos recentes avanços e normas na prática de alguns destes tópicos; em vez disso, foi concebido principalmente como um livro de recursos para estudantes de licenciatura e para os licenciados que se candidatam a vários exames de pós-graduação e de comissões de recrutamento. Alguns dos capítulos bem estruturados são dignos de nota. Assim, os capítulos sobre jurisprudência, armas de fogo, lesões térmicas, identificação e lesões - o seu significado médico-legal - bem como os capítulos toxicológicos sobre mercúrio, canábis, cocaína, beladona, venenos agrícolas, fosforeto de alumínio, envenenamento por querosene e envenenamento alimentar - são mais do que suficientes para um nível de licenciatura. De particular importância é a importância médico-legal da idade, que encontra grande significado no parto, nos crimes sexuais e na psiquiatria forense. Os capítulos sobre explosões e quedas de altura, mortes por inanição, tortura, doença descompressiva, infanticídio e abuso de crianças cobrem uma boa parte dos conceitos gerais. Abordam também temas específicos da toxicologia, como o álcool, os corrosivos, os opiáceos, os medicamentos sujeitos a receita médica, a mordedura de cobra, o cianeto, a toxicodependência e os gases de guerra, para que o candidato tenha uma sólida compreensão destes assuntos. Com um método que torna simples e eficaz a arrumação da informação e das ideias sobre cada assunto, a estrutura facilita a divisão e a assimilação dos numerosos e diversos temas que lhe estão associados. Por uma vez, com base nos capítulos que li, penso que este livro seria uma excelente referência básica para a licenciatura.

Prefácio

Escrever o prefácio de um livro escrito por um dos meus alunos mais honestos, dedicados e inteligentes - a quem, felizmente, transmiti a arte e a ciência da especialidade de medicina legal e toxicologia durante os meus estudos de licenciatura e pós-graduação - dá-me um grande prazer e um grande sentido de orgulho. Não há palavras suficientes para expressar o que um professor ou mentor sente quando um dos seus alunos é bem sucedido numa área que ele ajudou a iniciar. De momento, o livro é Forensic Drug and Toxicology. Estou muito confiante de que este título será um enorme sucesso e que as pessoas vão gostar ainda mais dele do que das versões anteriores.

Conteúdo

Capítulo 1:
O domínio da ciência forense geral - Química forense

A tecnologia está a ser utilizada pelos criminosos para cometer crimes na era moderna. Por conseguinte, é muito difícil resolver este tipo de crimes sem recorrer à ciência ou à tecnologia. Uma vez que os cientistas forenses são formados para identificar e recolher provas de cenas de crime e depois analisá-las cientificamente num laboratório, tornaram-se uma componente essencial do sistema de justiça penal. A determinação da culpa ou inocência de um suspeito pode ser ajudada por este facto. Ao longo do tempo, a ciência forense adaptou-se para funcionar dentro do quadro estabelecido pelo sistema de justiça criminal. A comunicação é crucial para preservar esta interação entre o sistema de justiça penal e as ciências forenses. Esta mudança de ênfase da quantidade para a qualidade permite ao cientista forense responder aos pedidos de informação do público de uma forma aberta e sincera. Para caraterizar estas mudanças numa nova realidade, a lei e o sistema jurídico têm de ser reformados. Uma vez que a ciência forense é o domínio que lida primeiro com várias questões, desempenha um papel crucial na caraterização desta realidade.

Introdução à ciência

O termo latino scientia , que significa conhecimento, foi onde surgiu pela primeira vez a palavra "ciência". Alude a um método de aprendizagem que recorre a observações e experiências para explicar acontecimentos naturais. Pode ser um desafio caraterizar a ciência quando as percepções públicas dos cientistas e da ciência nem sempre são exactas.

"Áreas do esforço humano que tentam estabelecer e compreender as ligações entre os fenómenos humanos, com os objectos que nos rodeiam e os processos que estão sujeitos a observações, medições e experiências."

Na sua definição mais lata, a ciência forense é a aplicação de métodos e ideias científicas à gestão do sistema de justiça penal. Uma componente crucial da ciência forense é a química. Os cientistas forenses precisam de dominar as ideias, os métodos e os princípios da química para poderem realizar o seu trabalho de forma eficaz. A composição de uma substância desperta normalmente a curiosidade de cientistas de todos os géneros. No entanto, dependendo da natureza do seu emprego, a substância pode ser diferente. Por exemplo, os cientistas farmacêuticos determinam os componentes de uma amostra de medicamento para determinar o seu prazo de validade. Do mesmo modo, os cientistas forenses encontram provas que ligam os suspeitos a crimes ou ajudam a reconstruí-los, ou seja, mostram como um crime foi cometido.

O campo de estudo da ciência sobre a constituição da matéria e as várias transformações por que passa é designado por química. Um ramo específico da ciência forense denominado "química forense" trata da utilização de conceitos e métodos químicos na investigação forense. Implica técnicas de análise química complexas para identificar componentes e compostos. As técnicas de identificação são bastante fiáveis e baseiam-se frequentemente nas caraterísticas físicas e químicas da substância, que são apoiadas por informações obtidas através de um exame analítico.

A aplicação de princípios químicos aos sistemas de justiça criminal e de aplicação da lei é conhecida como química forense. As alterações químicas que ocorreram durante qualquer ocorrência podem ser determinadas utilizando uma variedade de técnicas analíticas, o que ajuda na reconstrução do local do crime. Os domínios da ciência e do direito são servidos pela química forense, que inova na sua prática, investigação e apresentação.

O caso da acusação é reforçado pela capacidade dos peritos forenses de demonstrarem uma ligação entre o arguido e o crime, comparando as provas físicas recolhidas no local do crime com as obtidas do arguido ou da vítima (lei da comparação). A fim de identificar materiais e determinar o tipo e a composição dessas provas, os químicos forenses efectuam várias análises. Um químico forense qualificado pode comparar as provas recolhidas no local do crime com a amostra de controlo, bem como determinar a composição e a natureza dos materiais e a sua origem. Na química moderna são utilizadas tanto técnicas analíticas mais recentes como técnicas mais estabelecidas.

As provas físicas recolhidas no local do crime são cuidadosamente reunidas, seladas e embaladas em contentores designados para preservar a sua integridade e evitar a contaminação. Cada prova que é enviada para um laboratório forense para análise tem de ter uma cadeia de custódia mantida. O pessoal treinado do laboratório avalia as provas para formar uma opinião conclusiva.

Os químicos forenses enfrentam um problema significativo porque a maioria das amostras submetidas a análise estão contaminadas com sujidade, detritos e muitos outros poluentes. Cada material recuperado de um local de crime tem uma composição distinta que pode ser identificada no final. Por exemplo, os aceleradores, como a gasolina ou o querosene, são frequentemente utilizados pelos incendiários para acelerar o ritmo do fogo. Cada acelerador tem uma composição diferente. Um químico forense pode procurar e recolher amostras de material queimado e não queimado, extrair-lhes os hidrocarbonetos voláteis e, em seguida, separar os componentes dessas amostras utilizando a cromatografia gasosa.

Âmbito e significado na ciência forense

A química forense abrange tanto a análise orgânica como a inorgânica. Cada metodologia de análise é combinada com ferramentas e métodos específicos. Os procedimentos podem ser tão básicos como a realização de um teste químico ou a comparação das densidades de provas, como amostras de solo, ou tão complexos como a caraterização de um material desconhecido utilizando um espetrómetro de massa ou a análise por ativação neutrónica.

As análises forenses utilizam normalmente uma grande variedade de técnicas analíticas. Estas incluem GCMS, cromatografia líquida de alta pressão, análise por ativação neutrónica, espetrofotometria ultravioleta, visível e infravermelha, bem como espetrofotometria de absorção atómica. O tipo de amostra a estudar determina a técnica e o instrumento a utilizar.

Situações em Química Forense-

Inquérito **de fogo posto**

Os incendiários podem iniciar um incêndio com uma variedade de aceleradores. Os investigadores devem procurar restos de fogo que acreditem conter vestígios dos aceleradores utilizados no fogo posto ao examinarem qualquer cena de fogo posto e a sua causa subjacente. Para evitar a perda dos seus componentes voláteis, os resíduos são recolhidos e selados em contentores herméticos antes de serem levados para o Laboratório de Ciências Forenses para serem examinados. Utilizando a cromatografia gasosa e a espetrometria de massa, os vestígios de resíduos de líquidos inflamáveis nas amostras recolhidas são localizados e analisados quantitativamente.

Resíduos **de pólvora**

Esta secção examina as provas relacionadas com os casos de disparos de armas de fogo, para além do material incendiário.

Resíduo de tiro (GSR) é o termo para os gases produzidos quando a munição é disparada de uma arma de fogo. Esses gases contêm fragmentos de cartuchos de escorva e de propulsor que queimaram e não queimaram e podem cair nas mãos e nas roupas do atirador. Os levantamentos de fita retirados das mãos dos atiradores suspeitos são examinados utilizando um microscópio eletrónico de varrimento (SEM) em conjunto com um espetrofotómetro de dispersão de energia (EDS).

Substâncias **perigosas**

Para procurar sinais de drogas ou venenos, os químicos forenses analisam uma grande variedade de provas, incluindo manchas de sangue, urina e outros materiais. A principal responsabilidade dos químicos forenses consiste em distinguir entre a adição externa de narcóticos ilegais e os metabolitos de determinados alimentos, como as sementes de papoila. Estes testes podem ser tão simples como testes de cores diferentes ou podem utilizar uma variedade de técnicas instrumentais, desde as mais fáceis às mais difíceis.

Substâncias perigosas

O Cromatógrafo Gasoso-Espectrómetro de Massa (GC-MS) pode ser utilizado para a análise qualitativa e quantitativa de compostos tóxicos, como o spray de capsaicina e o gás lacrimogéneo. O gás lacrimogéneo é um componente dos pacotes de corantes, que os bancos utilizam para identificar suspeitos com base em possíveis resíduos de vestuário deixados nos mesmos quando o pacote de corantes explode.

Capítulo 2:
O estudo da toxicologia forense

Qualquer material - sólido, líquido ou gasoso - que seja absorvido ou introduzido no organismo pode ser considerado um veneno. O contacto com qualquer porção desse material provoca o declínio da saúde ou pode, finalmente, resultar em morte devido aos seus impactos regionais ou constitucionais. Quando aplicada a um organismo, qualquer substância pode ser perigosa numa dosagem suficiente. Outra forma de definir veneno é como uma substância que pode ser fatal para os seres humanos quando consumida, inalada ou administrada. Por conseguinte, praticamente tudo é uma toxina.

Um medicamento numa dose tóxica é um veneno, e um veneno numa dose mínima pode ser um medicamento. Existe uma distinção muito ténue entre um medicamento e um veneno. De acordo com as definições legais, a principal diferenciação entre um medicamento e um veneno reside no objetivo da administração. Por conseguinte, um produto químico é considerado um medicamento se for administrado com o objetivo de preservar a vida, mas torna-se um veneno se for administrado com o objetivo de prejudicar o organismo.

Uma parte significativa dos envenenamentos ocorre em casa. Os artigos domésticos mais frequentemente encontrados associados a incidentes de envenenamento são combustíveis, produtos de limpeza, medicamentos e outros artigos como cola e maquilhagem. Alguns animais são propensos a segregar veneno, que é um tipo de veneno xenobiótico que é normalmente administrado através de uma mordida ou picada. Outros animais, por outro lado, podem albergar microorganismos patogénicos. Certas plantas de interior comuns podem revelar-se potencialmente nocivas para as pessoas e outros animais.

Aspectos médico-legais dos venenos

As infracções relativas à administração de venenos são abrangidas por várias secções. As secções 176, 193, 201, 202, 284, 299, 300, 304A, 309, 320, 324, 326 e 328 I.P.C., bem como 39, 40 e 175 CrPC são algumas das secções.

No domínio jurídico, a intenção por detrás da prática de um ato é crucial. Qualquer substância que seja administrada com a intenção de infligir danos ou morte e que o consiga fazer é legalmente suficiente para justificar uma punição. Em muitas situações, não é necessária uma definição exacta de veneno. A utilização de venenos no homicídio e noutros métodos de homicídio é tratada.

A administração intencional de veneno que pode ser fatal e colocar o homicídio culposo sob a alçada do homicídio serve como prova da intenção do arguido. A Secção 284 do C.P.I. trata do comportamento descuidado na utilização de substâncias tóxicas. Qualquer pessoa que utilize uma substância venenosa e aja de forma precipitada ou descuidada o suficiente para pôr em perigo a vida humana, ou que seja suscetível de ferir ou magoar alguém, ou que, consciente ou descuidadamente, não tome as precauções necessárias para se precaver contra um perigo provável para a vida humana, incorre numa pena máxima de seis meses de prisão ou numa multa.

Centros de Informação Antivenenos

No AIIMS, em Nova Deli, foi criado um Centro Nacional de Informação sobre Venenos. Este centro utiliza um programa informático sobre toxinas compilado pela OMS (INTOX). Existe apenas um centro do Instituto Nacional de Saúde Ocupacional em Ahmedabad. Cochin e Chennai são centros regionais (POISINDEX). Para todas as classes de venenos, estes centros oferecem avaliações de toxicidade e sugestões de tratamento por telefone, durante todo o dia.

Razões para o envenenamento

Muitos factores podem levar ao envenenamento; alguns deles são enumerados a seguir:

1) A administração de veneno por razões ilegais pode resultar em envenenamento.

2) O envenenamento também pode resultar da ingestão de substâncias tóxicas por engano.

3) Respiração acidental ou não intencional de fumos venenosos.

4) Mistura incorrecta de medicamentos que contêm uma toxina 5

) Ingestão acidental de uma dose elevada de um medicamento que contém uma toxina 6

) Automedicação anormal 7

) Toxicodependência

Classificação dos venenos

Os venenos podem ser classificados com base em: A) Modo de ação; B) Natureza química Cada classificação tem um papel específico na análise forense. O mecanismo de ação ajuda a identificar o tipo de veneno, enquanto a sua composição química ajuda na análise.

Método de funcionamento

Um modo de ação é um termo utilizado para descrever uma alteração funcional ou anatómica a nível celular que resulta da exposição de um organismo vivo a um material ou substância. Um mecanismo de ação, por outro lado, explica estas alterações químicas.

Venenos **corrosivos**

Em termos simples, uma toxina corrosiva é um irritante extremamente potente que provoca inflamação e ulceração dos tecidos. Essencialmente, um veneno corrosivo causa atividade local fixando, destruindo e corroendo a superfície com que entra em contacto. Actuam retirando água dos tecidos, provocando a coagulação das proteínas celulares e transformando a hemoglobina em hematina.

Venenos **furiosos**

O envenenamento irritante provoca vómitos, purga e dores abdominais. São normalmente visíveis a olho nu na sua forma post-mortem, que apresenta úlceras ou vermelhidão do trato gastrointestinal. As substâncias inorgânicas, orgânicas e mecânicas são ainda subdivididas neste grupo. Em soluções diluídas, os corrosivos causam irritação.

Toxinas que são irritantes orgânicos

Os venenos vegetais e animais estão incluídos nesta categoria de venenos. Os venenos vegetais incluem, entre outros, a cravagem, o calotropis, a noz-da-índia, o abrus precatorius e o rícino. Os venenos animais incluem, entre outros, as cantáridas, as aranhas, as cobras e os insectos.

Toxinas sistémicas

Como esta classe de venenos afecta diretamente os principais órgãos do organismo, são também conhecidos como venenos sistémicos. Compreende o sistema circulatório (cardíacos), o sistema respiratório (asfixia) e o sistema nervoso (neuróticos).

Venenos para neuróticos

Embora alguns neuróticos causem irritações localizadas, o sistema nervoso é o alvo principal dos venenos neuróticos. Este grupo inclui todos os alcalóides que são venenosos. Esta categoria inclui toxinas que afectam especificamente o cérebro, a medula espinal e os nervos periféricos; estas toxinas são referidas como cerebrais, espinais e periféricas, respetivamente.

Diferentes venenos

Este grupo é constituído por toxinas com várias acções farmacológicas combinadas. Inclui analgésicos, tranquilizantes, antidepressivos, antipiréticos, anti-histamínicos, medicamentos de marca e estupefacientes de rua.

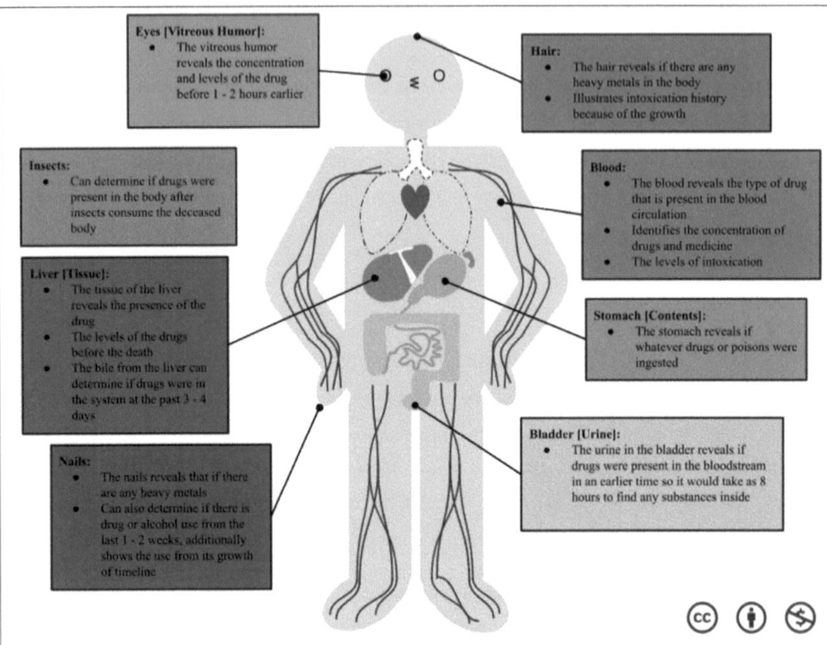

Fig 1: Toxicologia forense

Natureza dos venenos

1. venenos gasosos: Estes venenos encontram-se em estado gasoso e, se inalados, podem prejudicar os tecidos dos pulmões e das vias respiratórias, bem como a capacidade do sangue para transportar oxigénio. Os venenos gasosos incluem, entre outros, o monóxido de carbono, o dióxido de carbono, o dióxido de enxofre, o sulfureto de hidrogénio, o cloro, o óxido nitroso e o gás lacrimogéneo.

2. venenos inorgânicos voláteis: A inalação lenta de vapores para atingir a intoxicação é normalmente seguida de envenenamento agudo por produtos químicos voláteis. Entre os muitos venenos inorgânicos voláteis contam-se o cianeto, a fosfina, a arsina, o fosgénio, o cloreto, etc.

3. Venenos orgânicos voláteis: São substâncias orgânicas que, à temperatura ambiente, apresentam uma elevada pressão de vapor. Um ponto de ebulição baixo leva a uma pressão de vapor elevada, o que faz com que muitas moléculas sublimem do estado líquido ou sólido do composto para o ar circundante.

4. venenos inorgânicos não voláteis (aniões): Estes incluem cianeto, sulfato, dicromato, cloratos, azidas, nitritos e halogenetos.

5. Intoxicações inorgânicas não voláteis (catiões): Incluem o arsénio, o mercúrio, o bário, o bismuto, o chumbo, o antimónio e o tálio, entre outros.

6. Venenos orgânicos neutros não voláteis (pesticidas): Os organofosforados, organoclorados, carbatos e piretróides são alguns exemplos de venenos orgânicos neutros não voláteis.

7. Substância ácida orgânica não volátil (drogas ácidas). As drogas ácidas são substâncias, incluindo venenos, que têm uma qualidade ácida.

Capítulo 3:
Vias de administração do veneno

A forma como um medicamento, líquido, veneno ou outro produto químico é ingerido pelo organismo é conhecida como via de administração. As vias de envenenamento são frequentemente classificadas de acordo com o local onde o medicamento é administrado. As intoxicações administradas por via oral e intravenosa são os exemplos mais comuns. A localização do alvo de ação também pode ser utilizada para classificar as vias de administração de medicamentos e toxinas. A ação pode ser parentérica (ação sistémica), entérica (impacto em todo o sistema) ou tópica (local).

Há várias maneiras de o veneno entrar no corpo de uma pessoa. Os envenenadores de hoje aplicam o veneno de várias maneiras, dependendo do que precisam, por exemplo, se quiserem matar, usarão métodos de injeção e inalação em vez de oral ou qualquer outro método, porque oferecem uma via rápida para o sangue. No entanto, uma vez que nem sempre é possível subjugar a vítima e injetar o veneno, a vítima num caso de homicídio recebe normalmente uma dose letal de veneno para que o choque a mate instantaneamente.

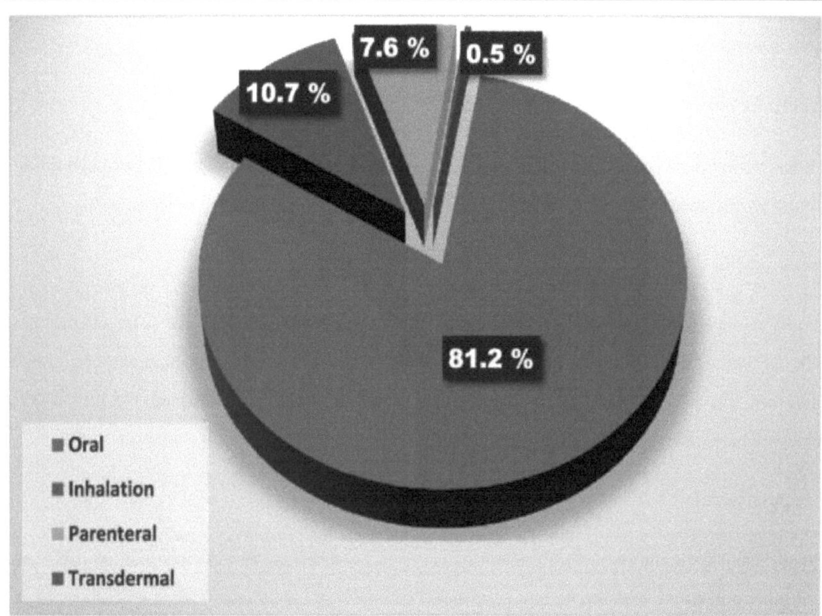

Fig:2 Gráfico que mostra as diferentes vias de administração dos casos de envenenamento

Os venenos suicidas também precisam frequentemente de fazer efeito rapidamente, porque a pessoa que toma o veneno quer morrer o mais depressa e sem dor possível. Por esta razão, as drogas injectáveis são normalmente administradas por injeção (que é utilizada principalmente por toxicodependentes).

A via de administração do veneno é muito importante para determinar a morte de uma pessoa, porque os venenos mais eficazes são os inalados, seguidos dos injectados e os menos eficazes são os ingeridos por via oral, embora isso não implique que sejam ineficazes.

Vários métodos de administração de veneno

Vias **enterais**

As vias enterais são aquelas que administram o medicamento através do trato gastrointestinal. Por vezes, também se designa por administração intestinal. Os venenos administrados por via oral e rectal são normalmente incluídos na administração entérica. A administração sublingual e sublabial de medicamentos é igualmente classificada como via intestinal e está normalmente incluída na categoria oral. O sistema gastrointestinal oferece uma via de absorção de medicamentos bastante segura, mas de ação algo lenta.

Oral (pela boca)

A boca e a cavidade bucal têm um pH entre 4-5. As partes mais absorventes da boca são a língua e as gengivas, que podem ser consideradas como uma via de ingestão de medicamentos.

Rectal

Alguns medicamentos podem ser preparados sob a forma de supositórios e colocados no ânus, onde as membranas mucosas permitem que o medicamento entre imediatamente na corrente sanguínea. Devido ao facto de as membranas mucosas serem tão delicadas, a utilização de medicamentos extremamente ácidos ou alcalinos tende a queimar o tecido e a causar danos.

Vias **parenterais**

Quando os medicamentos são administrados por uma via diferente da via intestinal, ou seja, sem o trato gastrointestinal, está implícita a expressão "parentérica". Os efeitos sistémicos são o objetivo deste tipo de administração. As seguintes formas de administração de venenos estão incluídas na administração parentérica: ß Intradérmica ß Intravenosa ß De dentro para fora ß Dentro da artéria Dentro do músculo Subcutânea ß Respiratória

Subcutâneo

Com a ajuda de uma injeção, o medicamento é administrado por esta via na camada subcutânea. Quando o medicamento entra na camada subcutânea, atravessa a membrana e entra na corrente sanguínea. Quando se administra um medicamento por via subcutânea, é injectada uma agulha no tecido adiposo diretamente por baixo da pele. O medicamento é injetado, viaja através de pequenos vasos sanguíneos chamados capilares e acaba por ser eliminado pela corrente sanguínea. Caso contrário, o medicamento percorre toda a corrente sanguínea através dos capilares linfáticos. Para muitos medicamentos proteicos, a via subcutânea é escolhida porque a administração oral faria com que os fármacos fossem degradados no trato digestivo.

Intradérmico

Esta expressão refere-se à administração intradérmica de medicamentos através da superfície da pele. Este modo de administração é utilizado em casos de intoxicação persistente ou de peculiaridades provocadas pelo uso de determinados contraceptivos, que agora também estão acessíveis para aplicação transdérmica. Quando se utiliza este tipo de administração, o fármaco é libertado do reservatório muito lentamente.

Intravenosa

A infusão direta de medicamentos líquidos numa veia é conhecida como tratamento intravenoso. Intravenoso refere-se essencialmente a dentro da veia. De um modo geral, os tratamentos intravenosos são designados por medicamentos especializados. A terapia intravenosa pode ser utilizada para repor fluidos perdidos, administrar medicamentos, fazer transfusões de sangue, tratar desequilíbrios electrolíticos e tratar a desidratação, entre outras condições. A quimioterapia também pode ser administrada por via intravenosa. Este é um dos métodos mais rápidos de administrar veneno ou drogas ao corpo, porque a injeção é feita diretamente nas veias, dando à droga um caminho direto para entrar na corrente sanguínea e circular rapidamente por todo o corpo, exibindo os sintomas quase imediatamente e resultando normalmente no estado grave da vítima e na sua morte imediata.

Dentro da artéria É o método pelo qual o medicamento é injetado diretamente numa artéria. No método intra-arterial, é utilizada uma injeção para administrar o medicamento diretamente na artéria.

Intramuscular

Normalmente, os medicamentos são injectados através desta técnica nos músculos das nádegas, do braço ou da coxa. O fornecimento de sangue ao músculo tem um impacto no tempo que demora a medicação a entrar na corrente sanguínea. O medicamento demora mais tempo a ser absorvido quanto menor for a irrigação sanguínea.

Inspirar

A principal via de inalação é o nariz. A membrana mucosa da abertura nasal, que reveste principalmente todo o canal das vias respiratórias, é uma superfície absorvente. A mucosa é uma camada protetora que lubrifica o tubo nasal e as vias respiratórias e ajuda na remoção de partículas indesejadas. É composto por uma mistura de proteoglicanos. Os pulmões absorvem rapidamente os medicamentos devido à superfície de absorção e à pequena dimensão das partículas dos fármacos; estas partículas, que se encontram sob a forma gasosa e são de natureza muito diminuta, não podem ser bloqueadas por esta membrana. Entram na corrente sanguínea através dos pulmões e, de forma mais ou menos instantânea, afectam todos os sistemas do organismo.

Capítulo 4:
Abuso de drogas

A toxicodependência, frequentemente designada por abuso de substâncias, é a prática de consumir uma droga de uma forma não autorizada ou supervisionada por um profissional de saúde, quer em termos de quantidade quer de método de ingestão. A toxicodependência não se limita à utilização de substâncias psicoactivas ou que alteram o humor. A toxicodependência ocorre quando uma atividade é realizada à margem das leis e regulamentos sobre o assunto, como a utilização de esteróides anabolizantes para a construção muscular e a melhoria do desempenho desportivo. É por essa razão que nem todos os medicamentos utilizados indevidamente são psicoactivos ou alteram o humor. A toxicodependência também inclui o uso indevido de substâncias ilegais, como depressores, estimulantes, opiáceos, alucinogénios, canábis, até mesmo diluentes, tintas e colas.

A toxicodependência está associada a substâncias como o álcool, as anfetaminas, os barbitúricos, as benzodiazepinas (especialmente o clonazepam, o lorazepam e o alprazolam), a cocaína, a metaqualona e os opiáceos. Dependendo inteiramente da jurisdição local, o consumo e abuso destas drogas pode resultar em sanções penais, para além de prejudicar o bem-estar físico, social e psicológico.

Existem vários exemplos de comportamento criminoso ou antissocial quando se está sob a influência de drogas. Também podem ocorrer mudanças de personalidade a longo prazo nos indivíduos.

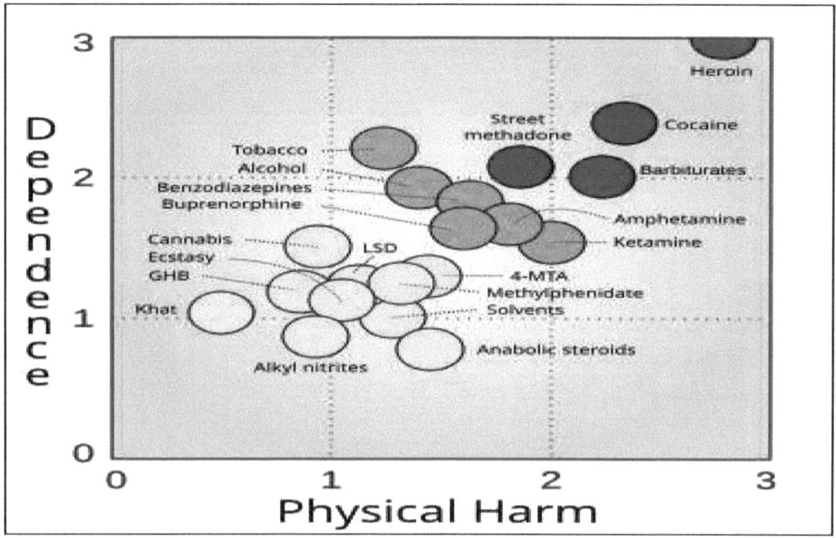

Fig. 3: Escala racional para avaliar os efeitos nocivos das drogas (danos físicos médios e dependência média)

Classificação das drogas de abuso

As drogas de abuso podem ser divididas nos três grupos seguintes, de acordo com a sua origem:

1) Biológicos. Estes são os medicamentos que provêm de plantas e que necessitam de pouca ou nenhuma transformação.

Exemplos deste tipo de substâncias são a pasta de coca, o ópio e a canábis.

2) Parcialmente sintéticos. Estes medicamentos são criados através da aplicação de processos químicos específicos a medicamentos naturais.

Exemplo: As duas substâncias semi-sintéticas mais comuns são a heroína e a cocaína.

3) Artificiais. Estes medicamentos são fabricados exclusivamente com recurso a técnicas químicas.

Os exemplos incluem o diazepam, estimulantes do tipo anfetaminas e metaquolona (mandrax).

A maioria dos medicamentos nocivos que são objeto de abuso pertence às categorias de drogas semi-sintéticas ou sintéticas.

As subcategorias de drogas de abuso podem ser distinguidas com base nos efeitos que causam, e incluem:

Incentivos
Medicamentos que induzem a depressão
Alucinações
Narcóticos
Elemento Volátil Relacionado com a Cannabis
Medicamentos adicionais de abuso

Uma injeção intravenosa de anfetamina ou do seu derivado metanfetamina pode ser utilizada para injetar diretamente a droga na corrente sanguínea. A principal razão para escolher esta forma de administração é o desejo de um encontro mais intenso. Após o "flash" ou "rush" inicial, há uma forte sensação de felicidade, euforia e bem-estar que provoca hiperatividade. Há também alucinações e uma sensação de clareza visual. Após o efeito passar, a pessoa sente fadiga e pode dormir sem parar durante um ou dois dias.

A metanfetamina, o outro tipo de anfetamina, é conhecida como "speed" devido à sua rápida estimulação do sistema nervoso central.

A cocaína é outro estimulante potente que tem efeitos semelhantes aos das anfetaminas, incluindo o aumento do estado de alerta, a diminuição da fome e a redução da fadiga. Normalmente, entra no corpo através da membrana mucosa do nariz, por inalação.

O ópio em bruto é utilizado para fabricar **morfina**. Normalmente, é injectada com uma agulha hipodérmica. A pessoa parece sonolenta e tranquila, e experimenta uma sensação de euforia. Normalmente, tem uma potência três a cinco vezes superior à do ópio.

A heroína, também conhecida como diacetilmorfina, é um pó branco e cristalino produzido pela adição de dois grupos acetilo à morfina, que se encontra no ópio. O açúcar mascavado é o termo utilizado para designar a heroína pura. A sua potência é dez a quinze vezes superior à da morfina. Tem efeitos mais fortes do que os da heroína e do ópio quando injectada ou cheirada.

Embora não seja tão potente como a morfina, **a codeína** é, no entanto, um derivado da morfina. Serve de base a numerosos medicamentos para a tosse e para as dores.

Uma droga psicotrópica, psicoactiva ou psicofarmacêutica é uma substância. química que actua primeiramente no sistema nervoso central, alterando a perceção, o humor, a consciência, a cognição e o comportamento através de efeitos na função cerebral. Podem ser utilizadas para fins recreativos, para alterar propositadamente o estado de consciência de uma pessoa ou para fins cerimoniais, místicos ou xamânicos. As drogas psicoactivas influenciam frequentemente a perceção e o estado de espírito por si só, podendo o consumidor sentir qualquer coisa de positivo (como euforia) ou de benéfico (como maior consciência) e são, por isso, encorajadoras. Por conseguinte, alguns componentes psicoactivos são objeto de abuso, ou seja, de utilização excessiva apesar dos riscos para a saúde ou dos efeitos desfavoráveis. Com a utilização contínua de componentes específicos, a dependência física e mental ("vício")

Antídotos

A palavra "estado de letargia" deriva da palavra grega "narkotikos". Esta categoria inclui drogas que afectam o sistema nervoso central (SNC) para aliviar a dor e induzir o sono. O líquido pegajoso e leitoso conhecido como ópio é a fonte da maioria dos narcóticos analgésicos.derivados da vagem da papoila imatura (Papaver somniferium). Por exemplo, a heroína do ópio, a codeína, a morfina, os opiáceos artificiais, etc.

O ópio em bruto é utilizado para fabricar morfina. Normalmente, é injectada com uma agulha hipodérmica. A pessoa parece sonolenta e tranquila, e experimenta uma sensação de euforia. Normalmente, tem uma potência três a cinco vezes superior à do ópio.

O pó branco e cristalino conhecido como heroína (diacetilmorfina) é produzido pela combinação de dois grupos acetilo com a morfina, que está presente no ópio. O açúcar mascavado é o termo utilizado para designar a heroína na sua forma impura. É dez a quinze vezes mais potente do que a morfina. Pode ser injectada ou ingerida para produzir efeitos mais fortes do que os da heroína e do ópio. Embora seja igualmente derivada da morfina, a codeína não é um analgésico tão potente. Serve de base a numerosos medicamentos para a tosse e para as dores.

Depressivos-

Esta classe de medicamentos, conhecida como "downers", é constituída por sedativos, hipnóticos e opióides. Esta categoria inclui todos os sedativos, tranquilizantes, soníferos, anti-stress e, ocasionalmente, causam alterações na perceção, como imagens de sonho, bem como uma sensação comum de euforia. Por exemplo, o etanol do álcool, os barbitúricos, as benzodiazepinas, etc.

Os barbitúricos, tal como o álcool, actuam suprimindo o Sistema Nervoso Central, o que ajuda as pessoas a descontraírem-se, a sentirem-se bem consigo próprias e a adormecerem. Normalmente, os barbitúricos são consumidos por via oral. Uma dose típica de sedativos varia entre 10 e 70 mg.

Alucinogénios

Esta classe de drogas inclui os delirantes, os dissociativos e os psicadélicos. Todos os componentes que causam alterações variáveis nos processos mentais, percepções e estados de espírito típicos estão incluídos neste grupo. Uma vasta gama de drogas com diferentes composições químicas pode produzir alucinações. Exemplos incluem a mescalina, a psilocibina, a DMT (dimetiltriptamina), a PCP (fenciclidina), o LSD (dietilamida do ácido lisérgico) e outras.

O ácido lisérgico, um químico derivado da cravagem, um tipo de fungo que ataca grãos específicos, é utilizado para fabricar LSD. Trata-se de um medicamento extremamente potente; apenas 25 miligramas provocam alucinações visuais graves que podem durar até 12 horas. Este medicamento provoca alterações de humor visíveis, com a mínima agitação a resultar em risos e soluços. A tensão e a ansiedade estavam sempre presentes quando se consumia LSD.

Modo de ação

As substâncias psicoactivas actuam perturbando temporariamente a neuroquímica de uma pessoa, o que provoca alterações no humor, na perceção, na perceção e na conduta dessa pessoa. Os medicamentos psicoactivos podem causar perturbações cerebrais de várias formas. Cada medicamento actua de forma diferente sobre um ou mais neurotransmissores ou neuro-receptores cerebrais.

Os medicamentos conhecidos como antagonistas aumentam a atividade de determinados sistemas de neurotransmissores.

Os seus mecanismos de ação incluem a regulação positiva do fabrico de um ou mais neurotransmissores, a diminuição da sua absorção pelas sinapses ou a imitação do efeito, ligando-se diretamente ao recetor pós-sináptico. Por outro lado, os antagonistas, que diminuem a atividade dos neurotransmissores, actuam impedindo que estes se liguem aos receptores pós-sinápticos ou interferindo com a sua produção.

Quando uma substância psicoactiva está presente, o sistema nervoso tenta restaurar a homeostase que foi perturbada, o que pode levar a modificações na estrutura e na função dos neurónios. O número de receptores para um determinado neurotransmissor aumenta e os próprios receptores tornam-se mais sensíveis quando expostos a antagonistas desse neurotransmissor específico.

Chamamos a isto sensibilização. Por outro lado, a dessensibilização ou tolerância resulta da sobre-estimulação dos receptores de um neurotransmissor específico, o que reduz a quantidade e a sensibilidade desses receptores. A exposição a longo prazo aumenta a probabilidade tanto de dessensibilização como de sensibilização, embora possam ocorrer mesmo com uma única dose. Pensa-se que a adição e a dependência são causadas por estes mecanismos.

Capítulo 5:
Recolha e conservação de provas

As técnicas analíticas modernas permitem ao toxicologista forense responder a perguntas que anteriormente eram consideradas inúteis ou indignas de consideração, uma vez que os resultados eram sistematicamente maus. Os métodos analíticos sensíveis aos níveis de nanogramas de droga permitem efetuar um exame mesmo nos casos em que o prato, copo ou recipiente em questão parece estar vazio de alimentos ou líquidos. As drogas podem ser encontradas no sangue em concentrações terapêuticas, pelo que, mesmo nos casos em que o falecido, a vítima ou o suspeito não possam ou não queiram revelar esta informação, é possível obter pistas sobre o seu historial médico.

Consequentemente, a descoberta de medicamentos utilizados no tratamento da diabetes, epilepsia ou outras doenças numa amostra de sangue obtida de um cadáver desconhecido pode dar início a uma nova linha de investigação que, em última análise, resulta na identificação bem sucedida do cadáver. Do mesmo modo, as alegações de que alguém estava embriagado antes de uma violação ou de um assalto podem ser provadas ou negadas.

Os espécimes de drogas podem confirmar outras provas ou estabelecer uma ligação entre um suspeito e o local do crime devido à sua extensa gama de caraterísticas distinguíveis. É crucial evitar a contaminação de fontes externas ou entre os espécimes aquando do processamento destas provas.

A análise da marijuana e de outros estupefacientes que possam ser encontrados na posse de indivíduos implicados em vários crimes ou que possam estar envolvidos em processos criminais é efectuada pelo Laboratório de Ciências Forenses. As caixas ou frascos de receitas médicas que contenham preparações medicamentosas que tenham sido objeto de abuso devem ser conservados nos seus recipientes originais, que podem ser selados e etiquetados separadamente.

Todas as provas fornecidas devem ser seladas com fita adesiva inviolável, datadas, rubricadas e etiquetadas com informações sobre o seu conteúdo e ligação ao suspeito ou à vítima. As provas que tenham sido contaminadas por fluidos corporais, como sangue, sémen, etc., têm de ser completamente secas ao ar antes de serem embaladas e enviadas para um laboratório. Cada item precisa de ser embalado individualmente e selado em recipientes respiráveis e soltos, feitos de material não plástico (como papel). As estimativas do peso da droga não devem ser registadas no formulário que solicita a avaliação das provas.

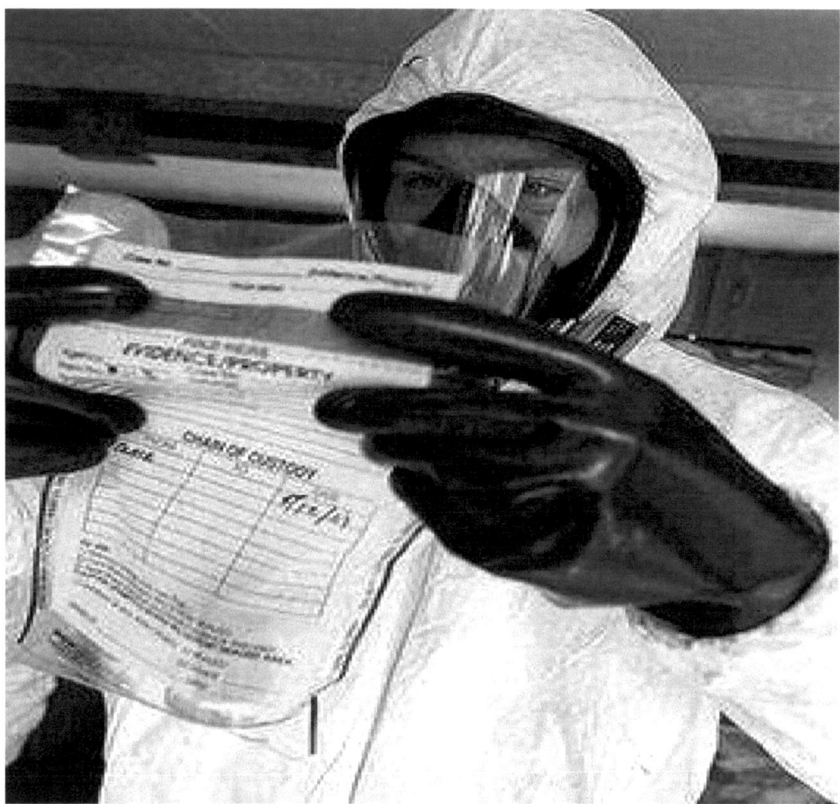

Fig. 4: Recolha de provas

A maior parte dos casos que são enviados para um laboratório de toxicologia forense são-no porque existe a possibilidade de estar presente uma droga ou veneno. Um exame toxicológico é necessário para ajudar o agente de investigação a determinar se uma vítima foi causada por suicídio, acidente ou assassínio. É essencial formular as perguntas certas para obter respostas exactas e úteis, uma vez que, frequentemente, o investigador só saberá se foi ou não cometido um crime quando os resultados das análises toxicológicas estiverem prontos. Por conseguinte, para programar os estudos, o toxicologista precisa de receber informações específicas sobre as circunstâncias que levaram à determinação de que poderá ter ocorrido uma atividade criminosa.

Uma gestão incorrecta desta fase pode destruir qualquer análise posterior. Embora o patologista que efectua um exame post mortem saiba quais as amostras adequadas para análise toxicológica, deve ter-se o cuidado de garantir que as amostras são devidamente armazenadas em recipientes adequados, tanto antes como depois de serem transportadas para o laboratório de toxicologia forense. As amostras corretas devem ser recolhidas logo que possível, rotuladas de forma adequada e informativa e armazenadas adequadamente. Para garantir uma cadeia de custódia segura, a sua aquisição, armazenamento e transferência para o laboratório devem ser suficientemente registados. Dependendo da análise a efetuar, podem ser utilizados diferentes recipientes para as amostras, sendo crucial que sejam utilizados os tipos corretos.

Por exemplo, se for necessário medir o flúor, um tubo de amostra de oxalato de flúor para sangue é inútil, e o citrato pode danificar o gama-hidroxibutirato. Os recipientes que necessitem de ser verificados quanto à presença de ADN ou impressões digitais devem ser submetidos a este procedimento antes de se efectuarem quaisquer testes toxicológicos. Os protocolos de recolha, embalagem e transporte de amostras de urina são componentes essenciais de um programa de despistagem de drogas. Esta é a parte menos controlada do procedimento em qualquer processo judicial, apesar de ser a que é contestada com mais frequência.

Amostragem de provas biológicas

O sangue é um dos espécimes mais importantes em termos toxicológicos porque oferece vantagens únicas em relação a outras matrizes, incluindo uma vasta gama de técnicas analíticas, uma grande quantidade de dados de referência para concentrações de fármacos, tanto antemortem como postmortem, e a capacidade de interpretar a matriz de um ponto de vista farmacológico. No entanto, existem diferenças notáveis entre as amostras de sangue antemortem e postmortem, e a localização da colheita de sangue postmortem - central ou periférica - pode ter um impacto significativo. A amostra ideal para utilizar em exames postmortem é o sangue femoral, que deve ser obtido sempre que possível.

A bílis é, em geral, extraída da vesícula biliar com uma seringa hipodérmica. Pode ser obrigatório ligar a vesícula biliar antes da colheita se a contaminação parecer ser um problema. A bílis deve ser colhida antes da amostra de fígado para evitar a contaminação. Muitas drogas de interesse forense acumulam-se na bílis, especialmente as que estão fortemente conjugadas, como os opiáceos, as benzodiazepinas e os canabinóides. A bílis pode também ser utilizada em casos de envenenamento crónico por metais pesados. No entanto, devido à presença de sais biliares e gorduras, a extração de fármacos desta matriz pode ser complexa e são frequentemente necessários procedimentos extensivos de extração e limpeza.

Uma amostra de urina a meio do jato é normalmente obtida em condições antemortem e colocada num recipiente de plástico com fluoreto de sódio adicionado como conservante. Em várias circunstâncias, poderá ser necessário tomar precauções para evitar a contaminação da amostra. A urina é extraída da bexiga após a morte através da inserção de uma agulha hipodérmica diretamente na bexiga, enquanto esta se encontra visível. Evitar punções na parede abdominal reduzirá o risco de infeção. Devido à sua matriz relativamente básica, a urina é uma amostra útil para a análise de drogas tanto antemortem como postmortem. No entanto, estes dados têm frequentemente pouco valor quantitativo quando considerados isoladamente, devido à variedade de parâmetros que afectam as concentrações de medicamentos na urina, como o volume, a depuração, o metabolismo, o pH e a hora do último esvaziamento.

A maioria dos medicamentos é eliminada pelos rins através da urina. Uma vez que os metais pesados se podem acumular nos rins, a urina é uma amostra valiosa nos casos em que se suspeita de toxicidade por metais pesados.

Uma vez que muitos medicamentos são metabolizados no fígado e existem muitos dados de referência acessíveis, o fígado é um órgão particularmente importante.

Seleciona-se tecido das profundezas do lobo direito para reduzir a possibilidade de difusão do fármaco a partir do intestino delgado. As concentrações do fármaco e dos metabolitos no fígado são frequentemente elevadas.

Como resultado, há pouco significado interpretativo para esta amostra. No entanto, o fígado é particularmente útil para substâncias altamente ligadas a proteínas e, para algumas drogas, a avaliação dos rácios de drogas no fígado/sangue pode ajudar a distinguir entre sobredosagem aguda e consumo crónico de drogas.

A matéria gástrica é uma amostra potencialmente útil para análise em situações clínicas e post-mortem. Uma vez que podem estar presentes quantidades significativas de fármacos, os fragmentos de fármacos ou comprimidos não absorvidos no conteúdo estomacal podem fornecer informações esclarecedoras sobre os produtos químicos consumidos e constituir um bom material para o rastreio inicial. A ausência de um medicamento no conteúdo estomacal nem sempre exclui a possibilidade de ter sido administrado por via oral. A presença de um medicamento no conteúdo estomacal, especialmente em pequenas quantidades, nem sempre significa que foi tomado por via oral. Os medicamentos podem entrar no estômago através da utilização de medicamentos intranasais ou de fluidos gástricos que estão em equilíbrio com o sangue.

Apesar do facto de o músculo ter frequentemente concentrações de fármacos bastante elevadas, principalmente no caso de fármacos com grandes volumes de distribuição, não é habitualmente encontrado.

As concentrações do fármaco devem ser avaliadas tendo em conta as taxas de perfusão inconsistentes entre os locais e as concentrações do fármaco. Ao determinar o teor de etanol na ausência de sangue ou ao procurar um possível local de injeção, é mais frequente encontrar músculo.

O cabelo tem sido utilizado para fornecer um historial de exposição a drogas numa variedade de situações de toxicologia antemortem. Consequentemente, o cabelo tem sido utilizado em testes de despistagem de drogas no local de trabalho, na monitorização de indivíduos toxicodependentes em liberdade condicional, em testes de seguros para confirmar a veracidade das declarações dos candidatos relativamente ao consumo de drogas ou ao tabagismo, na colocação de crianças em perigo, na recuperação de privilégios de condução após suspensão relacionada com drogas, na agressão sexual facilitada por drogas e noutros casos criminais. Dependendo do comprimento, o cabelo pode permitir o controlo da exposição a drogas durante algumas semanas ou meses. Embora o cabelo da cabeça seja o espécime ideal, também podem ser utilizados cabelos de outras zonas (como o púbis ou a axila).

Para garantir a segurança e a integridade, os espécimes devem ser mantidos num ambiente acessível apenas a pessoas autorizadas, a temperaturas adequadas e com o conservante certo. Para a maioria das amostras, é aconselhável o armazenamento a curto prazo a 4°C; para armazenamento a longo prazo (mais de 2 semanas), as amostras devem ser congeladas a -20°C ou menos.

O cabelo, as unhas e as amostras de sangue seco em papel de filtro constituem uma exceção a esta regra e podem ser conservados à temperatura ambiente. As amostras forenses permitem frequentemente a utilização de conservantes químicos, embora as amostras médicas não sejam normalmente conservadas. Os tubos de sangue evacuado selecionados para o trabalho de toxicologia forense antemortem são estes. É crucial utilizar fluoreto de sódio para inibir bactérias e enzimas quando se lida com analitos frequentemente encontrados, incluindo cocaína, etanol e outras substâncias. O fluoreto ajuda a parar a glicólise, actuando como um inibidor enzimático. Todas as amostras têm de ser devidamente rotuladas para identificação, incluindo o número do caso, o nome do dador, a data e a hora da colheita, a assinatura ou as iniciais do coletor e a descrição da amostra. Recomenda-se a utilização de recipientes à prova de adulteração e/ou fita adesiva com as iniciais do coletor e a data de colheita impressas. Os espécimes devem ser enviados para o laboratório em embalagens ou materiais de expedição adequados, invioláveis e à prova de fugas, juntamente com toda a documentação necessária, incluindo formulários de cadeia de custódia, requisições de testes, pedidos especiais, detalhes de casos, listas de medicamentos, relatórios policiais, identificadores de dadores (como números de segurança social ou datas de nascimento), números de casos de agências, nomes de patologistas/policiais e detalhes de contacto. Os materiais que tenham sido incorretamente embalados ou identificados devem ser devolvidos à agência que os enviou.

Capítulo 6:
Dependência de drogas

Quando alguém consome uma substância ou participa numa atividade que, no início, pode ser agradável, mas o comportamento se torna compulsivo e interfere com as obrigações diárias, como o emprego, as relações ou a saúde, pode conduzir à dependência. Os utilizadores podem nem sequer ter consciência de que as suas acções estão fora de controlo e a criar problemas tanto para os outros como para si próprios.

De acordo com a Sociedade Americana de Medicina da Dependência, a dependência é uma doença primária e crónica do cérebro que afecta a recompensa, a motivação, a memória e os circuitos relacionados. Como tal, pode ser geralmente entendida como uma doença progressiva e uma perturbação psiquiátrica. Caracteriza-se por uma incapacidade de regular o comportamento, uma reação emocional disfuncional e dificuldades em abster-se continuamente da substância ou do comportamento.

De acordo com a Psychology Today, a dependência é "um estado que pode ocorrer quando uma pessoa consome uma substância como a nicotina, a cocaína, etc., ou se envolve numa atividade como o jogo ou outras coisas relacionadas" .

A toxicodependência caracteriza-se por determinados traços. Devido às expectativas e à fisiologia treinadas, a ação oferece uma forma rápida e eficaz de mudar a atitude, os pensamentos e as sensações de uma pessoa.

Potencial cativante

Cada droga tem um potencial de dependência diferente, dependendo da substância química e do utilizador. A farmacocinética, a dosagem, a frequência, o modo de administração e a duração de uma droga são aspectos importantes para o desenvolvimento da dependência.

Modelo de dependência baseado na doença

Depende de alguns requisitos:

Genética: A resposta de um indivíduo a um determinado medicamento é determinada pela sua composição genética. A composição genética de um indivíduo é o que o torna mais suscetível à dependência. ¬

Recompensa: O prazer está positivamente ligado aos níveis de dopamina. Por este motivo, a dopamina é crucial para reforçar as experiências. A dopamina pode ter um pico no mesencéfalo quando alguém toma um medicamento; isto notifica o cérebro de que o medicamento é mais eficaz do que o previsto.

Memória: O glutamato, um neuroquímico, é essencial para a consolidação das memórias. O glutamato contribui para a procura de drogas quando um toxicodependente descobre um comportamento aditivo, o que acaba por levar ao desenvolvimento de uma dependência.

O stress: O cérebro não consegue voltar à homeostase quando está sob stress. O desejo extremo é uma sensação forte, emocional e obsessiva que o toxicodependente pode sentir nesta circunstância. **Opção:** A toxicodependência pode causar danos no córtex orbitofrontal (OFC), no córtex cingulado anterior (ACC) e no córtex pré-frontal (PFC). Este dano resulta numa propensão para selecionar benefícios menores e imediatos em detrimento de benefícios mais substanciais, mas mais tardios. ¬

Psicologia da toxicodependência

Em poucas palavras, a psicologia é uma ciência que estuda o comportamento humano.

Os principais objectivos dos psicólogos são aumentar a satisfação e a qualidade de vida das pessoas. De acordo com os psicólogos, os comportamentos adaptativos são aqueles que apoiam a felicidade e o bem-estar das pessoas na vida. Por outro lado, as acções que prejudicam a capacidade de funcionamento de um indivíduo, diminuem o seu nível de vida e reduzem o seu nível de prazer na vida são designadas por comportamentos desadaptativos.

A psicologia da toxicodependência promove a aplicação dos conhecimentos adquiridos através da investigação, num esforço para diagnosticar, avaliar, tratar e apoiar corretamente as pessoas que lidam com a toxicodependência. Consiste maioritariamente nas disciplinas de psicologia clínica e psicologia anormal. Os psicólogos da toxicodependência apoiam os clientes no desenvolvimento de hábitos de resiliência emocional e de bem-estar ao longo do curso da terapia para os seus problemas mentais e emocionais.

Dependência psicológica

Após a primeira experiência, a confiança psicológica instala-se e o nível de prazer de uma pessoa aumenta com cada utilização. Esta sensação persistente acaba por resultar num reforço psicológico e na dependência. Para além das drogas, as pessoas podem desenvolver uma dependência de outros comportamentos, como o jogo, as compras, etc. Um indivíduo psicologicamente dependente pode apresentar uma variedade de sintomas de abstinência que impedem a sua capacidade de cura. Alguns sinais de abstinência incluem dores de cabeça, perturbações do raciocínio, tremores nas mãos e dificuldade em concentrar-se e manter a concentração.

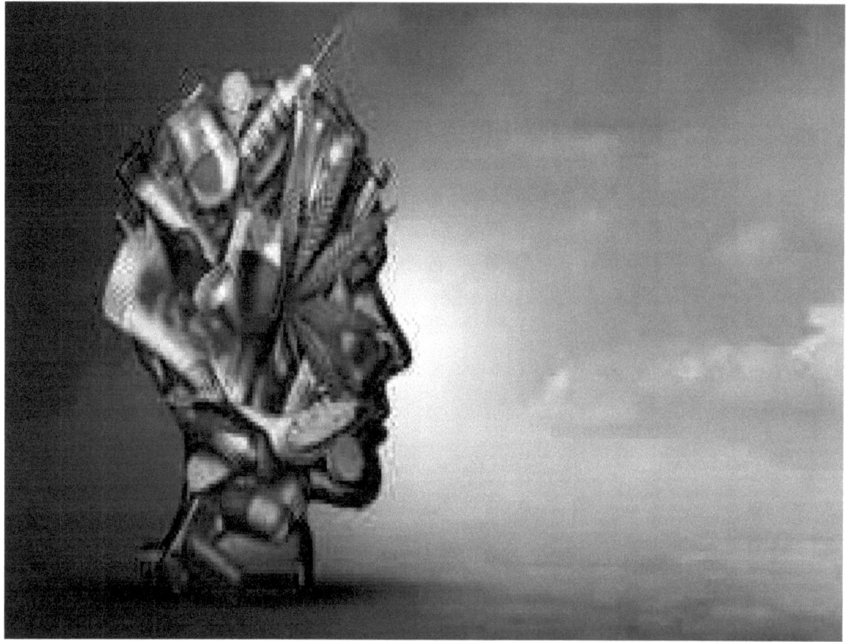

Fig 5: Abuso de drogas: Sinais, Causas e Formas de Superação

As perturbações do humor, como a ansiedade, a depressão ou a perturbação bipolar, as perturbações mentais, como a esquizofrenia, e as perturbações da personalidade, como a perturbação da personalidade antissocial, estão entre as condições psicológicas que têm sido associadas à dependência. Os estudos indicam que, embora as mulheres pareçam ser mais susceptíveis de adquirir uma dependência do álcool em níveis consideravelmente mais baixos de consumo de álcool, os homens são mais susceptíveis de adquirir uma dependência química como o alcoolismo.

Drogas e saúde mental

Uma substância química que actua principalmente no sistema nervoso central, alterando a função cerebral e causando mudanças na perceção, emoção, consciência, cognição e comportamento, é conhecida como droga psicoactiva, psicofarmacêutica ou psicotrópica. Estas drogas podem ser utilizadas de forma ritualística, espiritual ou xamânica, ou podem ser empregues intencionalmente para alterar a consciência de uma pessoa. Numerosas substâncias psicoactivas também podem ser usadas terapeuticamente, como analgésicos, anestésicos ou para tratar doenças psiquiátricas.

As substâncias químicas psicoactivas são, por conseguinte, reforçadoras porque provocam frequentemente alterações subjectivas da consciência e do estado de espírito que o utilizador pode considerar favoráveis (por exemplo, euforia) ou agradáveis (por exemplo, maior atenção). Por este motivo, apesar dos riscos para a saúde ou de outros resultados indesejáveis, muitas substâncias químicas psicoactivas são utilizadas de forma abusiva ou excessiva. Certas substâncias químicas podem causar dependência física e psicológica, ou "vício", com o uso continuado.

EFEITOS A CURTO PRAZO: Podem surgir problemas de saúde mental devido a qualquer substância psicoactiva. Estes podem incluir psicose, ansiedade, desespero, alterações de humor e problemas de sono.

EFEITOS A LONGO PRAZO: A utilização prolongada de substâncias psicoactivas pode resultar em problemas de saúde mental persistentes. Algumas das formas como certos medicamentos podem afetar a saúde mental são enumeradas a seguir.

Capítulo 7:
Regras relativas à toxicologia

O National Crime Records Bureau (NCRB/Ministério da Administração Interna) refere que, em 2014, foram registadas 20 587 mortes por envenenamento, o que representou cerca de 4,6% de todas as mortes acidentais registadas, felizmente muito abaixo dos números dos anos anteriores. Apesar do facto de os incidentes de envenenamento serem constantemente motivo de preocupação para o governo.

Como é do conhecimento geral, os aspectos médico-legais dos efeitos nocivos dos produtos químicos nos seres humanos são o foco da toxicologia forense. A palavra "legal" deixa claro quão claramente a lei se infiltrou na ciência da toxicologia. Foram aprovadas inúmeras leis que regulam e restringem continuamente a produção, distribuição, venda e posse de produtos farmacêuticos e venenos. Os envenenamentos remontam à história da humanidade e a mais antiga regulamentação conhecida relativa a produtos químicos tóxicos parece ser a Lex Cornelia (c. 82 a.C.), que posteriormente se revelou ser um estatuto regulamentar dirigido contra traficantes de droga negligentes. Algumas das leis mais importantes da Índia que lidam com substâncias tóxicas e como devem ser tratadas - ou não - foram abordadas neste curso.

Secção 272: Adulteração de alimentos ou bebidas destinados à venda

Diz o seguinte: Quem adulterar alimentos ou bebidas de forma a torná-los nocivos como alimentos ou bebidas, com a intenção de os vender como tal ou sabendo que é provável que sejam vendidos como tal, será punido com uma pena de prisão até seis meses ou com uma multa até mil rupias, ou com ambas.

A adulteração de alimentos é uma ameaça no mundo do crime atual. Os produtos químicos são adicionados a materiais comestíveis por uma série de razões, como o amadurecimento precoce e o falso sabor, a fim de aumentar os seus benefícios financeiros. Na natureza, a maioria destes compostos é mesmo perigosa.

Secção 273: Venda de alimentos ou bebidas nocivos

Qualquer pessoa que ofereça, venda ou exponha como alimento ou bebida qualquer artigo que tenha sido fabricado, transformado ou que não seja seguro para consumo, se tiver conhecimento ou tiver razões para suspeitar que algo é venenoso, será penalizada com uma pena de prisão por um período máximo de seis meses ou com uma multa que pode ir até mil rupias, ou ambas.

Secção 274: Adulteração de medicamentos

Qualquer pessoa que adultere uma droga ou preparação médica com a intenção de a vender ou utilizar para fins médicos, sabendo que é suscetível de ser vendida ou utilizada para fins médicos, ou de uma forma que comprometa a sua eficácia ou altere o seu funcionamento e a torne nociva, pode ser sujeita a uma pena de prisão até seis meses ou a uma multa até mil rupias, ou a ambas.

Secção 275: Drogas vendidas com adulterantes

Se alguém tiver conhecimento de que um medicamento ou preparação médica foi adulterado de forma a reduzir a sua eficácia, alterar o seu mecanismo de ação ou torná-lo tóxico, e o vender, oferecer para venda, expor para venda ou fornecer a partir de um dispensário para fins medicinais sob a falsa impressão de que é puro, ou permitir que outra pessoa o utilize para fins medicinais sem o seu conhecimento, pode ser condenado a uma pena de prisão até seis meses, a uma multa até mil rupias ou a ambas as penas.

Secção 276: Venda de uma droga sob a forma de outra coisa qualquer ou de uma preparação

Qualquer pessoa que intencionalmente venda, ofereça, exponha à venda ou emita, a partir de um dispensário para fins medicinais, qualquer droga ou preparação médica sob o disfarce de outra droga ou preparação médica está sujeita a punição que pode incluir até seis meses de prisão, uma coima até mil rupias ou ambas.

Secção 277: Poluição de nascentes ou reservatórios públicos com água

Qualquer pessoa que tenha contaminado ou manchado intencionalmente a água de uma fonte ou reservatório público, tornando-a imprópria para o uso a que se destina, incorre numa pena máxima de três meses de prisão, numa multa máxima de quinhentas rupias, ou em ambas.

Secção 278: Ambiente **produtor de toxinas**

Pode ser aplicada uma pena de até quinhentas rupias a qualquer pessoa que, deliberadamente, manche a atmosfera de qualquer local a ponto de prejudicar a saúde das pessoas que por ali passam, vivem ou efectuam negócios nas proximidades.

Secção 284: Comportamento descuidado com substâncias **tóxicas**

Esta secção aborda o comportamento descuidado em relação aos venenos. Diz: "Qualquer pessoa que, na posse de uma substância venenosa, cometa um ato tão descuidado ou imprudente que ponha em perigo a vida humana ou seja suscetível de causar danos a qualquer pessoa, ou que, com conhecimento ou sem intenção, não tome as medidas necessárias para se proteger contra qualquer perigo provável para a vida humana decorrente dessa substância, será punida com uma pena de prisão até seis meses, uma multa até 1000 rupias, ou ambas.

Secção 299: Homicídio com responsabilidade

Esta secção aborda o homicídio culposo. "Homicídio culposo" é definido como "qualquer pessoa que cause a morte através da prática de um ato com a intenção de causar a morte, ou com a intenção de causar lesões corporais susceptíveis de causar a morte, ou com conhecimento de que é suscetível de causar a morte através de tal ato".

Estes comportamentos incluem a utilização de substâncias tóxicas para além das armas de assalto tradicionais.

Secção 300: Assassinato

Esta secção aborda o homicídio e é comparável à definição de Homicídio Culposo ao abrigo do IPC § 299, exceto no que se refere à premeditação e intenção intencional. Embora a punição por homicídio possa incluir a pena de morte com uma pena de prisão perpétua como mínimo, também pode incluir qualquer duração de prisão até e incluindo um máximo de vida. No entanto, uma das coisas mais difíceis de discernir e processar em casos de envenenamento é a descoberta da intenção.

Secção 304A: Negligência resultante em morte

Aborda as mortes provocadas por comportamentos descuidados ou imprudentes e declara: Quem provocar a morte de um indivíduo através de um comportamento descuidado ou imprudente que não constitua homicídio culposo será punido com uma pena de prisão até dois anos, uma multa ou ambas.

A negligência pode incluir o manuseamento ou armazenamento incorreto de materiais tóxicos.

substâncias, para além da utilização de máquinas ou de um automóvel de forma descuidada. Por exemplo, no caso de um cientista deixar involuntariamente um jovem entrar num armazém cheio de medicamentos venenosos e tomar esses comprimidos por curiosidade.

Secção 324: Causar voluntariamente danos com armas ou meios perigosos

O uso de substâncias venenosas é uma das armas e métodos mortais abrangidos por esta secção. A lei estipula que quem intencionalmente causar danos a outra pessoa ou animal através do uso de uma arma de fogo, faca ou outra arma, ou qualquer instrumento que, quando usado como arma de destruição maciça, seja suscetível de resultar em morte, pode ser punido com uma pena de prisão até três anos, uma multa ou ambas. Outros métodos proibidos incluem o fogo, substâncias aquecidas, veneno, substâncias corrosivas e substâncias nocivas para os seres humanos que possam ser respiradas, engolidas ou com as quais possam entrar em contacto.

Secção 326: Causar intencionalmente grandes danos através da utilização de armas ou métodos perigosos

Diz: "A menos que se trate de uma situação permitida pelo artigo 335.º, qualquer pessoa que, deliberadamente, cause danos graves através de qualquer tipo de arma - como uma pistola, uma faca ou outra arma - que, quando utilizada como arma letal, tenha potencial para matar, ou através do uso de fogo ou de qualquer outra substância quente, ou através de qualquer substância corrosiva ou venenosa, ou através de qualquer material explosivo, ou através de qualquer substância nociva para o corpo humano que se respire, consuma ou absorva na corrente sanguínea, ou através da utilização de qualquer animal, será punido com uma pena de prisão perpétua ou com uma pena de qualquer outro tipo de prisão.

A Lei do Veneno, 1919

Em 1958, esta lei foi revista e, em 1960, foi revogada. Aborda a importação de substâncias tóxicas para a Índia, concedendo licenças para a posse de uma lista limitada de venenos designados e impondo limitações à venda destes artigos - na sua maioria produtos químicos - como venenos, sobre os quais deve ser exercido controlo.

Lei dos Medicamentos e Cosméticos, 1940

Esta lei foi modificada duas vezes, em 1964 e 2008, e é atualmente conhecida como Drugs and Cosmetics (Amendment) Act, 2008. Para além dos cosméticos, trata da importação, produção, distribuição e venda de vários medicamentos, incluindo alopáticos, ayurvédicos, unani, siddha, etc. A lei exige que todas as preparações farmacêuticas patenteadas ou patenteadas declarem todos os seus constituintes ou forneçam a fórmula completa no rótulo do recipiente. A lei alterada aumenta a severidade da pena para uma série de infracções, tais como a venda de produtos farmacêuticos contaminados, a adulteração de medicamentos e cosméticos, a contaminação de zonas tóxicas, etc.

Lei dos Estupefacientes e das Substâncias Psicotrópicas, 1985

A fim de aplicar as disposições da Convenção de Viena sobre Substâncias Psicotrópicas (1971) e da Convenção contra o Tráfico Ilícito de Estupefacientes e Substâncias Psicotrópicas (1988), a Lei sobre Estupefacientes e Substâncias Psicotrópicas (NDPS) foi aprovada pela primeira vez na Índia e posteriormente alterada em 1988.

Três actos anteriores são substituídos pelo presente ato e deixam de estar em vigor.

1. A Lei do Ópio de 1857 2

.

A Lei do Ópio de 1878 3

. A Lei das Drogas Perigosas de 1930

Lei e regras relativas aos medicamentos e produtos de higiene pessoal (imposto especial de consumo), 1955

Esta lei aborda as questões regulamentares suscitadas pela utilização de álcool em produtos de higiene e médicos. Devido aos diferentes montantes de impostos especiais de consumo nos vários Estados, existia anteriormente um tráfico interestatal alargado de bebidas alcoólicas, medicamentos e produtos de higiene. Esta situação diminuiu substancialmente. Graças a esta lei, as taxas do imposto especial de consumo são agora as mesmas em todo o país.

Capítulo 8:
Caraterísticas, localização e recolha de amostras biológicas

Do ponto de vista forense, os materiais biológicos incluem coisas como sangue, sémen, saliva, cabelo, fibras, urina e fezes. Estão, sem dúvida, no local do crime.

O exame de amostras biológicas é fundamental para o estudo da criminalidade. Quando se comete um crime, as amostras biológicas estabelecem uma ligação com o acusado ou a vítima. Assim, a recolha de material biológico no local é muito importante.

São provas biológicas: sangue, sémen, saliva, vómito, suor, cabelo, fibras, urina e **fezes.**

As manchas de sangue de cor vermelha encontram-se na natureza e são consideradas como uma prova.

Em superfícies móveis: como um carro, uma arma, um copo, papel, tecido, terra, etc.

Quando se recolhem objectos do local do crime, tais como um recipiente para água, um lenço, uma toalha, um lençol, uma almofada, um cobertor ou um tapete específico, estes também são investigados, uma vez que podem ter estado em contacto com um criminoso durante a prática do crime. As superfícies imóveis incluem cadáveres, paredes, superfícies de terra, janelas, etc.

Considerado uma prova da natureza, o sémen - O sémen é um fluido corporal de cor branca ou amarelada. É normalmente detectado na roupa interior da vítima ou do arguido, na roupa de cama, nos cobertores, etc., em casos de agressão sexual, violação, etc. O sémen é igualmente considerado uma prova e é verificado em todas as zonas suspeitas do tecido.

Saliva: Fluido branco, espumoso e concentrado com uma mistura de enzimas e antigénios; utilizado como prova da natureza.

A saliva pode ser encontrada na roupa, pontas de cigarro, garrafas, copos, lenços de papel e em situações em que alguém mordeu outra pessoa durante um ataque, rapto, enforcamento, discussão, luta, corte de tabaco ou por despeito. Em certos casos, a saliva é segregada continuamente da boca devido a doença. A saliva desempenha também um papel importante na resolução de numerosos casos. Assim, inspecionar sempre o canto ou a região suspeita onde a probabilidade é maior.

Fecal: considerado como prova

Natureza: Um líquido amarelo, verde ou preto que contém partículas de alimentos parcial ou parcialmente digeridas pode ser descoberto na Terra ou na roupa em casos de envenenamento ou outras doenças graves.

Cabelo: considerado como prova

Natureza: A sua cor é um preto fino e aveludado que se assemelha a um fio.

Os pêlos são transmitidos por contacto e são também considerados como prova em casos de agressão.

Fibra: Encontrada em muitas cores e estruturas, é considerada uma prova da natureza. Por natureza, é macia e delicada.

Uma variedade de tipos de fibras, tais como fibras de madeira, vegetais e animais, são descobertas em locais de crime e são espalhadas através do toque.

Urina: considerada como prova

Natureza: A urina é um líquido claro e amarelado que a uretra segrega.

Nos casos de agressão e enforcamento, há urina nas roupas. Também ajuda na resolução do caso.

Matéria fecal: considerada como prova

Natureza: A cor das fezes é influenciada pela alimentação e pela idade da pessoa. A sua cor é maioritariamente amarela e é esporadicamente encontrada em locais de crime.

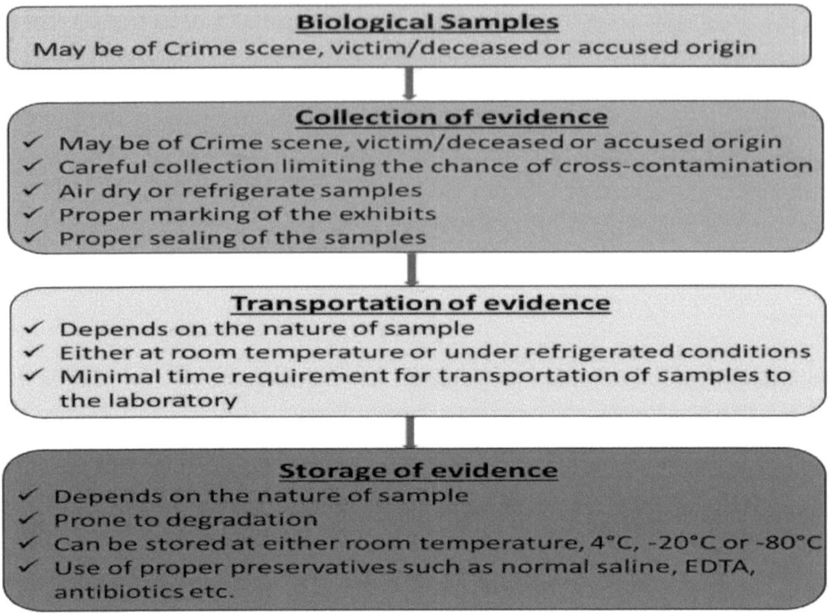

Biological Samples
May be of Crime scene, victim/deceased or accused origin

Collection of evidence
- ✓ May be of Crime scene, victim/deceased or accused origin
- ✓ Careful collection limiting the chance of cross-contamination
- ✓ Air dry or refrigerate samples
- ✓ Proper marking of the exhibits
- ✓ Proper sealing of the samples

Transportation of evidence
- ✓ Depends on the nature of sample
- ✓ Either at room temperature or under refrigerated conditions
- ✓ Minimal time requirement for transportation of samples to the laboratory

Storage of evidence
- ✓ Depends on the nature of sample
- ✓ Prone to degradation
- ✓ Can be stored at either room temperature, 4°C, -20°C or -80°C
- ✓ Use of proper preservatives such as normal saline, EDTA, antibiotics etc.

Fig. 6: Métodos de recolha de amostras

Amostra de sangue-

As fotografias coloridas de manchas de sangue tiradas de todos os ângulos são tiradas porque ajudam na reconstrução do local do crime.

Tenha sempre em mente que, se uma amostra de sangue estiver húmida, deve ser seca e depois colocada em pedaços de papel ou embalagens separadas.

Enviar o artigo para a FSL para revisão.

Para uma preservação óptima da amostra de sangue, as manchas de sangue húmidas são secas. Se forem encontradas manchas de sangue em objectos imóveis, devem ser tiradas primeiro fotografias a cores do mesmo local.

Deve também ser recolhida uma amostra de sangue com uma faca afiada e um bisturi e conservada num frasco de vidro, num saco de polietileno ou num saco de papel. É recolhida uma amostra de sangue de todos os suspeitos, a fim de os ligar ao crime. A pedido do investigador, os médicos podem obter ou conservar o sangue para posterior análise do caso. O médico pode conservar o sangue durante um exame post-mortem para investigação adicional e análise aprofundada.

Amostra de sémen - A colheita da mancha de sémen requer uma análise cuidadosa. Quando o sémen seca, torna-se frágil. Assim, os espermatozóides desfazem-se em pedaços mais pequenos se a roupa ou outros artigos não forem manuseados ou dobrados corretamente.

A conservação da nódoa de sémen é sempre efectuada quando a nódoa está completamente seca. Uma vez que o sémen contém proteínas, o crescimento bacteriano começa se a mancha estiver húmida, podendo levar à putrefação. Sempre que ocorre uma infeção bacteriana no testículo, este também segrega um líquido semelhante ao sémen, pondo em dúvida a qualidade do sémen.

Se houver uma nódoa numa peça pequena ou imóvel, deve ser guardada toda a peça ou o pano e deve ser fornecida uma amostra enviada à FSL. Caso contrário, é sempre conservada num saco de ar e não num saco hermético ou num saco de plástico. Se houver uma mancha seminal em qualquer região do corpo, pegar num cotonete e mergulhá-lo em água salgada. De seguida, aplicar algodão no corpo e preparar um cotonete. O cotonete é depois seco e guardado num saco.

Evitar tocar na amostra com as mãos desprotegidas, pois isso pode contaminar e estragar a amostra.

A mancha seminal fresca contém espermatozóides vivos, por isso manuseie o pano com cuidado e envie-o para a FSL da forma correta.

Saliva - Uma vez que a saliva contém antigénios que podem ser utilizados para a caraterização do ADN ou para testes de agrupamento, é crucial para o trabalho de investigação criminal.

A saliva pode identificar o tipo de sangue mesmo quando está contaminada por sangue ou batom.

Se a saliva estiver presente como uma mancha seca, humedecê-la com água normal para criar um cotonete, que pode depois ser guardado num tubo ou num saco. Se forem encontrados objectos como pastilhas elásticas, tabaco, etc. no local do crime, devem ser guardados num saco hermético.

Urina - Se foi encontrada urina no local do crime, esta deve ser devidamente armazenada.

A urina e qualquer líquido que suscite dúvidas quanto à sua pureza devem ser recolhidos em frascos de vidro ou de plástico.

Se houver urina no tecido, este deve ser seco e armazenado. A amostra foi enviada para a FSL logo que possível.

Fecal - Se forem encontrados excrementos no local do crime, estes devem ser guardados num frasco de plástico. Se for difícil recolher os excrementos, recolha-os depois de secarem.

Vómito - Se for encontrado material de vómito no local do crime, este também deve ser preservado.

Se o vómito se misturar com a sujidade, pode ser mantido assim com uma espátula. A matéria do vómito pode ser recolhida numa garrafa de plástico e noutros recipientes apropriados, quando se usam luvas.

Os cabelos e as fibras são frequentemente encontrados nos locais de crime.

Uma vez que estes elementos de prova são tão pequenos ou finos, é necessário ter mais cuidado ao manuseá-los. Se existirem fibras de plantas, animais ou materiais sintéticos no local do crime, guarde-as num recipiente ou saco de plástico diferente e marque-as com o seu nome e origem. O cabelo, ou algo que se assemelhe a cabelo e suscite dúvidas, deve ser guardado para análise adicional. Com uma pinça, extrair o cabelo e as fibras de um tubo de vidro ou de plástico. A rotulagem da amostra totalmente preservada inclui o nome do investigador, o selo do departamento para manter a cadeia de custódia, o local e a hora do crime, a data e a hora em que a prova foi recolhida.

Capítulo 9:
Drogas e atividade criminosa

O fornecimento de bens e serviços ilegais a um número incontável de cidadãos é a principal forma de crime organizado. Está também profundamente envolvido em sindicatos e negócios legais. Utiliza meios ilícitos, como o radicalismo, a exploração, a coerção e a evasão fiscal, para controlar ou subjugar os direitos e a governação legítimos e para exigir rendimentos ilegítimos à população. A fim de desencorajar a ação legislativa, a criminalidade organizada também prejudica os funcionários públicos, uma tática que se está a tornar progressivamente mais sofisticada. O tráfico de droga e outros crimes relacionados com a droga foram acrescentados à lista de actividades criminosas tradicionais da Índia, que também incluía a extorsão, o pedido de dinheiro para proteção, o assassínio por contrato, o contrabando, o jogo, a prostituição e o contrabando. Estima-se que a criminalidade relacionada com a droga represente uma percentagem significativa da criminalidade total, bem como os custos sociais e económicos do consumo de drogas ilícitas. Quando se examina o comportamento criminoso, pode ser extremamente difícil distinguir entre crimes diretamente causados pelo consumo de droga e aqueles que estão ligados ao consumo de droga mas que foram iniciados por outras variáveis. Esta singularidade é importante porque apenas os crimes relacionados com a droga devem ser tidos em conta quando se avaliam os benefícios ou custos da reforma da política de droga. É inquestionável que a criminalidade relacionada com a droga é a principal responsável pelas despesas acessórias associadas ao consumo de drogas ilícitas.

Não apenas o consumo de substâncias ilícitas, mas qualquer consumo profundamente desejado pode ser objeto de um crime económico-compulsivo. Para ganhar dinheiro para comprar roupa, tabaco, álcool e outras coisas, algumas pessoas podem cometer crimes. A estes tipos diretos de criminalidade relacionada com a droga podem juntar-se consequências indirectas a longo prazo, difíceis de avaliar mas que podem ser significativas. Por exemplo, se a toxicodependência prejudica a capacidade de raciocínio, a capacidade de prosseguir os estudos e as possibilidades de encontrar trabalho, então os delitos avarentos podem ser mais lucrativos do que os meios legais de obter um rendimento, e o crime pode tornar-se uma reação razoável para aqueles a quem são negadas oportunidades. Muitos elementos, incluindo os situacionais, culturais, económicos e pessoais, contribuem para a maioria dos crimes.

Crimes económicos compulsivos relacionados com drogas

A dependência de uma substância cara (droga) pode levar os consumidores a cometerem crimes para obterem o dinheiro necessário para sustentar o seu vício. Podem recorrer a crimes aquisitivos, como furtos em lojas, roubos e assaltos, bem como a crimes consensuais, como a venda de droga ou a prostituição. Por vezes, a droga é utilizada como pagamento a esses criminosos. Entre os outros crimes relacionados com a droga nesta categoria contam-se a fraude de receitas médicas e os assaltos a farmácias, em que os estupefacientes são obtidos através da venda de medicamentos sujeitos a receita médica que podem ser utilizados como substitutos de produtos ilegais.

Embora a palavra "compulsivo" sugira que é necessário confiar, os delinquentes deste grupo incluem todos os indivíduos cujo consumo de drogas requer dinheiro ilícito para ser sustentado; isto dependerá do tipo e padrão de consumo da substância, bem como das suas circunstâncias socioeconómicas e grau de vida anormal. É claro que nem todos os que dependem de medicamentos dispendiosos cometem crimes financeiros; eles podem padronizar o seu consumo de acordo com os seus recursos financeiros e os custos da droga, bem como os esforços para aumentar o seu rendimento efetivo através de compensações sociais, emprego, penhora de produtos, ou poupar custos utilizando integralmente os rendimentos de alojamento, alimentação, etc. Muitos consumidores de droga combinam todas estas técnicas.

Crimes que envolvem psicofarmacologia

O paradigma psicofarmacológico dos crimes relacionados com a droga afirma que o consumo de substâncias psicoactivas numa base regular ou aguda pode levar à violência e à hostilidade. Estes medicamentos podem causar impulsividade, irritação, medo ou paranoia, desinibição, mudanças extremas de humor, alteração da perceção e falta de discernimento, o que pode resultar em comportamentos pouco éticos. É também essencial incluir nesta categoria os crimes que são motivados pelo consumo de drogas pela própria vítima. Uma vez que muitos crimes passam despercebidos, são menos visíveis. Por conseguinte, as agressões sexuais que ocorrem enquanto a vítima está sob a influência do álcool ou de outras substâncias psicoactivas, bem como os roubos ou agressões que são possibilitados pelo desamparo da vítima e as lutas que começam sob a influência de drogas, devem ser considerados crimes psicofarmacológicos.

Dado que os opiáceos e a cannabis tendem a atenuar os impulsos violentos e depressivos, é geralmente aceite que a sua utilização não causa a criminalidade induzida por psicofarmacologia e, de facto, pode ajudar a preveni-la em certos casos.

agressão. No entanto, a irritação associada à síndrome de abstinência e às dificuldades de saúde psicológica que lhe estão associadas pode estar associada a um aumento da violência. Embora a maioria das substâncias ilícitas tenha farmacologias bem estabelecidas, os processos específicos pelos quais elas estimulam o comportamento violento não são claros, embora certas drogas, geralmente estimulantes, estejam documentadas como desencadeando ocorrências psicóticas de conduta e possam potencialmente...

Crimes violentos em sistemas

A expressão "criminalidade sistémica" refere-se sobretudo a crimes violentos, como homicídios e agressões, que são praticados no âmbito do fornecimento, distribuição e consumo de drogas nos mercados ilegais de droga. Em várias circunstâncias, tais como disputas territoriais, sanções por fraude, cobrança de dívidas e confrontos com a lei, a violência é utilizada como tática de controlo. Os crimes sistémicos também podem incluir, por exemplo, a corrupção de empresas, governos e instituições bancárias, ou crimes contra a humanidade cometidos por traficantes de droga em países que produzem e transportam drogas e onde o Estado de direito está ameaçado.

Circunstância atual

Existem várias ligações entre drogas e crime. Em primeiro lugar, é ilegal usar, possuir, produzir ou administrar substâncias consideradas potencialmente abusivas, incluindo a cocaína, a heroína, a marijuana e as anfetaminas. As drogas estão associadas a actividades criminosas devido aos seus impactos comportamentais, bem como à violência e a outras actividades ilegais que incitam no contexto do tráfico de droga.

Estilo de vida toxicodependente

As provas sugerem que os consumidores de droga têm mais probabilidades de cometer crimes do que os não consumidores, que o consumo de droga conduz à violência e que muitas das pessoas condenadas por crimes o fizeram sob o efeito de drogas. Para avaliar o tipo e o grau de influência da criminalidade relacionada com a droga, é necessário dispor de informações exactas sobre a transgressão e o infrator e que as justificações sejam lógicas. A Índia possui uma legislação antidroga severa: a lei de 1985 relativa aos estupefacientes, às drogas e às substâncias psicotrópicas prevê um mínimo de dez anos de prisão para as infracções a esta lei. A percentagem de condenações relacionadas com a droga é bastante reduzida.

Redefinição dos crimes relacionados com a droga

O tráfico de drogas ilícitas tem tendência a estar associado à prática de crimes violentos. As razões para a associação entre o tráfico de droga e a violência incluem a rivalidade pelos mercados de droga e pelos clientes, os desacordos e as fraudes entre os indivíduos envolvidos no mercado ilegal de droga e a tendência para a violência dos indivíduos que contribuem para o tráfico de droga. Além disso, os locais em que proliferam os mercados de droga de rua tendem a ser desfavorecidos do ponto de vista económico e social. Os controlos legais e sociais contra a violência nessas zonas tendem a ser ineficazes. A proliferação de armas letais nos últimos anos também tornou a violência associada à droga mais mortífera.

Referências

- Addis, A., Moretti, M.E., Ahmed Syed, F., Einarson, T.R., e Koren, G. (2001). Efeitos fetais da cocaína: An updated meta-analysis. Reproductive Toxicology, 15(4), 341-369.

- Aoki, K., Hirose, Y., e Kuroiwa, Y. (1990). Immunoassay for methamphetamine with a new antibody. Forensic Science International, 44, 245-255.

- Appelbaum, P.S., e Grisso, T. (1995). O Estudo de Competência em Tratamento MacArthur. I: Mental illness and competence to consent to treatment. Law and Human Behavior, 19(2), 105-126.

- Berke, J., e Hyman, S. (2000). Addiction, dopamine, and the molecular mechanisms of memory [Review]. Neurónio, 25(3), 515-532.

- Blaine, J.D., Ling, W., Kosten, T.R., O'Brien, C.P., e Chiarello, R.J. (1994). Establishing the efficacy and safety of medications for the treatment of drug dependence and abuse: Methodological issues. Em R. Prien e E. Robinson (Eds.), Clinical evaluation of psychotropic drugs: Principles and guidelines. New York: Raven Press.

- Blower, S.M., Schwartz, E.J., e Mills, J. (2003). Forecasting the future of HIV epidemics: The impact of antiretroviral therapies and imperfect vaccines (O impacto das terapias anti-retrovirais e das vacinas imperfeitas). AIDS Reviews, 5(2), 113-125.

- Byrnes-Blake, K.A., Carroll, F.I., Abraham, P., e Owens, S.M. (2001). A produção de anticorpos anti-(+)metanfetamina não é impedida pela administração de (+)metanfetamina durante a imunização ativa de ratos. International Immunopharmacology, 1(2), 329-338.

- Carrera, M.R., Ashley, J.A., Wirsching, P., Koob, G.F., e Janda, K.D. (2001). Uma vacina de segunda geração protege contra os efeitos psicoactivos da cocaína. Actas da Academia Nacional das Ciências, EUA, 98(4), 1988-1992.

- Caulkins, J.P., Rydell, C.P., Schwabe, W., e Chiesa, J. (1997). Sentenças mínimas obrigatórias para a droga: Throwing away the key or the taxpayers' money? (MR-827-DPRC). Santa Mónica, CA: RAND Corporation.

- Academias Nacionais de Ciências, Engenharia e Medicina. 2004. New Treatments for Addiction: Behavioral, Ethical, Legal, and Social Questions. Washington, DC: The National Academies Press. https://doi.org/10.17226/10876.

- Centro de Tratamento do Abuso de Substâncias. (2000). Mudando a conversa: Improving substance abuse treatment-The National Treatment Plan Initiative [Melhorar o tratamento da toxicodependência - Iniciativa do Plano Nacional de Tratamento]. Rockville, MD: Departamento de Saúde e Serviços Humanos dos EUA.

- Cerny, E.H., Levy, R., Mauel, J., Mpandi, M., Mutter, M., Henzelin-Nkubana, C., Patiny, L., Tuchscherer, G., e Cerny, T. (2002). Desenvolvimento pré-clínico de uma vacina contra o tabagismo. Onkologie, 2, 406-411.

- Chaloupka, F., e Pacula, R. (2000). Economia e comportamento anti-saúde: The economic analysis of substance use and misuse. Em W. Bickel e R. Vuchinich (Eds.), Reframing health behavior change with behavioural economics (pp. 89-111). Mahwah, NJ: Lawrence Erlbaum.

- Coffey, R.M., Mark, T., King, E., Harwood, H., McKusick, D., Genuardi, J., Dilonardo, J., e Chalk, M. (2001). National estimates of expenditures for substance abuse treatment, 1997 (Publicação do DHHS n.º SMA-01-3511). Rockville, MD: Centro de Tratamento do Abuso de Substâncias.

- Cohen, P.H. (2002). A toxicodependência não tratada impõe uma barreira ética ao recrutamento de toxicodependentes para estudos não terapêuticos sobre drogas que causam dependência. Journal of Law, Medicine and Ethics, 30(1), 73-81.

- D'Aunno, T., e Pollack, H.A. (2002). Changes in methadone treatment practices: Results from a national panel study, 1988-2000. Journal of the American Medical Association, 288(7), 850-856.

- D'Aunno, T., Vaughn, M., e McElroy, P. (1999). An institutional analysis of HIV prevention efforts by the nation's outpatient drug abuse treatment units. Journal of Health and Social Behavior, 40, 175-192.

- Demain, A.L. (2000). Pequenos insectos, grandes negócios. The economic power of the microbe. Biotechnology Advances, 18(6), 499-514.

- DeRenzo, E.G. (1994). A ética do envolvimento de pessoas com deficiências psiquiátricas na investigação. IRB: A Review of Human Subjects Research, 16(6), 7-9.

- Devi, C.M., Bai, M.V., Lal, A.V., Umashankar, P.R., e Krishnan, L.K. (2002). Um método melhorado para o isolamento de anticorpos anti-veneno de víbora da gema de ovo de galinha. Journal of Biochemical and Biophysical Methods, 51(2), 129-138.

- Dresser, R. (1996). Sujeitos de investigação com deficiência mental: The enduring policy issues. Journal of the American Medical Association, 276(1), 67-72.

- Academias Nacionais de Ciências, Engenharia e Medicina. 2004. New Treatments for Addiction: Behavioral, Ethical, Legal, and Social Questions. Washington, DC: The National Academies Press. https://doi.org/10.17226/10876.

- Farrelly, M.C., Bray, J.W., Zarkin, G.A., Wendling, B.W., e Liccardo Pacula, R. (1999). The effects of prices and policies on the demand for marijuana: Evidence from the National Household Surveys on Drug Abuse . (Documento de trabalho n.º w6940). Cambridge, MA: National Bureau of Economic Research.

- Ferguson, L., Ries, R., e Russo, J. (2003). Barreiras à identificação e tratamento de consumidores de bebidas alcoólicas perigosas, avaliadas por médicos de cuidados primários urbanos/rurais. Journal of Addictive Diseases, 22(2), 79-90.

- Flannery, D.J., Williams, L.L., e Vazsonyi, A.T. (1999). Com quem estão e o que estão a fazer? Comportamento delinquente, consumo de substâncias e tempo pós-escolar dos primeiros adolescentes. American Journal of Orthopsychiatry, 69(2), 247-253.

- Academias Nacionais de Ciências, Engenharia e Medicina. 2004. New Treatments for Addiction: Behavioral, Ethical, Legal, and Social Questions. Washington, DC: The National Academies Press. https://doi.org/10.17226/10876.

- Genevie, L., Struening, E.L., Kallos, J.E., Geiler, I., Muhlin, G.L., e Kalplan, S. (1988). Reação da comunidade urbana a instalações de saúde em áreas residenciais: Lessons from the placement of methadone facilities in New York City. International Journal of the Addictions, 23(6), 603-616.

- Gold, M.R., Siegel, J.E., Russell, L.B., e Weinstein, M.C. (Eds.). (1996). Cost-effectiveness in health and medicine. New York: Oxford University Press.

- Greenstein, R.A., O'Brien, C.P., Woody, G., Long, M., Coyle, G., Grabowski, J., e Vittor, A. (1981). Naltrexone: A short-term treatment alternative for opiate dependence. American Journal of Drug and Alcohol Abuse, 8(3), 291-300.

- Griesler, P.C., Kandel, D.B., e Davies, M. (2002). Ethnic differences in predictors of initiation and persistence of adolescent cigarette smoking in the National Longitudinal Survey of Youth (Diferenças étnicas nos factores de previsão da iniciação e persistência do consumo de cigarros na adolescência no Inquérito Longitudinal Nacional à Juventude). Nicotine and Tobacco Research, 4(1), 79-93.

- Academias Nacionais de Ciências, Engenharia e Medicina. 2004. New Treatments for Addiction: Behavioral, Ethical, Legal, and Social Questions. Washington, DC: The National Academies Press. https://doi.org/10.17226/10876.
- Instituto de Medicina. (1998). Colmatar o fosso entre a prática e a investigação: Forging partnerships with community-based drug and alcohol treatment. Comité para o Tratamento da Droga com Base na Comunidade. S. Lamb, M.R. Greenlick, e D. McCarty (Eds.). Washington, DC: National Academy Press.
- Academias Nacionais de Ciências, Engenharia e Medicina. 2004. New Treatments for Addiction: Behavioral, Ethical, Legal, and Social Questions. Washington, DC: The National Academies Press. https://doi.org/10.17226/10876.
- Kantak, K.M., Collins, S.L., Bond, J., e Fox, B.S. (2001). Curso temporal das alterações no comportamento de autoadministração de cocaína em ratos durante a imunização com a vacina contra a cocaína IPC-1010. Psychopharmacology, 153(3), 334-340.
- Keyler, D.E., Hieda, Y., St. Peter, J., e Pentel, P.R. (1999). Disposição alterada de doses repetidas de nicotina em ratos imunizados contra a nicotina. Nicotine Tobacco Research, 1, 241-249.
- Kirchmayer, U., Davoli, M., e Verster, A. (2004). Tratamento de manutenção com naltrexona para a dependência de opiáceos. Em The Cochrane Library (Issue 1). Chichester, Inglaterra: John Wiley & Sons.
- Academias Nacionais de Ciências, Engenharia e Medicina. 2004. New Treatments for Addiction: Behavioral, Ethical, Legal, and Social Questions. Washington, DC: The National Academies Press. https://doi.org/10.17226/10876.
- MacCoun, R., e Reuter, P. (2001). Drug war heresies: Learning from other vices, times, and places. New York: Cambridge University Press.
- MacCoun, R.J. (2004). Antecipação de consequências não intencionais de imunoterapias semelhantes a vacinas para o consumo de drogas que causam dependência. Em H.J. Harwood e T.G. Myers (Eds.), New treatments for addiction: Behavioral, ethical, legal, and social questions. Conselho Nacional de Investigação e Instituto de Medicina. Washington, DC: The National Academies Press.

- Academias Nacionais de Ciências, Engenharia e Medicina. 2004. New Treatments for Addiction: Behavioral, Ethical, Legal, and Social Questions. Washington, DC: The National Academies Press. https://doi.org/10.17226/10876.

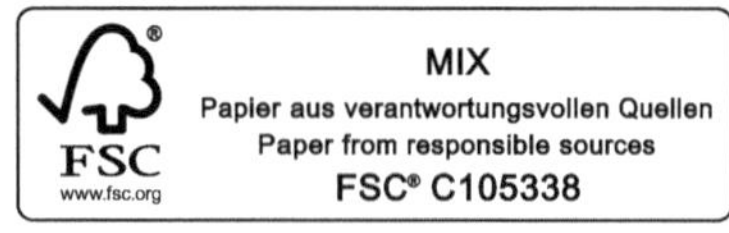

Printed by Books on Demand GmbH, Norderstedt / Germany